Extrait des Annales de Gynécologie.
Numéro de juillet 1875.

RUPTURE

DES

KYSTES DE L'OVAIRE

AVEC APPENDICE SUR LES RUPTURES DANS LES VISCÈRES AVOISINANTS, ETC.

PAR LE Dr G. NEPVEU,

Ancien interne, Chef de Laboratoire à la Pitié,
Membre de la Société de biologie.

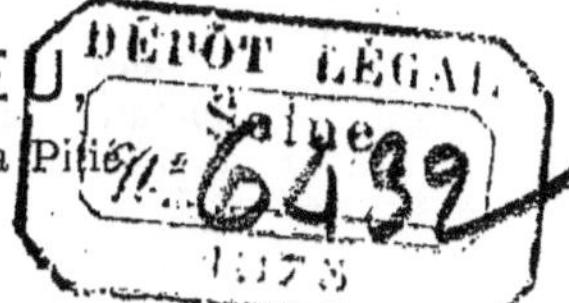

I. L'histoire clinique de la rupture des kystes de l'ovaire a été à peine ébauchée. Camus (*Revue médicale* 1844), puis Tilt (1851, *Medical Times*, statistique de 70 cas) ont essayé les premiers de tirer quelque chose de l'ensemble des faits qu'ils sont parvenus à réunir. Chéreau semble avoir publié une courte statistique sur le même sujet; quelques auteurs, du moins, la mentionnent et renvoient à l'*Union médicale*, 1847. Je n'ai pu la trouver malgré les recherches les plus minutieuses. Le Dr Puech, de Nîmes, le savant élève et ami de Courty, a mis généreusement à ma disposition une liste inédite de 35 cas.

Tous les faits précédents réunis à ceux que j'ai pu trouver de côté et d'autre forment un total de 155 cas; parmi les observations, les unes, il est vrai, ne sont réellement que de simples citations ; d'autres sont tout incomplètes, peu d'entre elles répondent à toutes les questions qu'on peut agiter sur cet important sujet. Aussi, dès le début de ce travail, je dois dire que si j'ai publié cette courte esquisse, c'est dans l'espoir que d'autres, plus favorisés que moi, s'appuyant sur des données

plus complètes ou plus précises, pourront mener à bien cette
entreprise.

Ce sujet n'est pas, comme on pourrait le croire, une simple
étude de curiosité ; la rupture d'un kyste ovarique dans la cavité
péritonéale soulève immédiatement les plus graves problèmes
de l'intervention chirurgicale. C'est une question de chirurgie
d'urgence, qui se présente rarement, il est vrai, mais pour
laquelle il y a intérêt, le cas échéant, à connaître ce qui s'est
passé, ce qui a été fait dans des cas semblables.

Le nombre des observations de rupture de kystes de l'ovaire
que j'ai pu rassembler de côté et d'autre est assez élevé.

Rupture dans la cavité péritonéale...............	123 cas.
Rupture dans l'intestin (gros, grêle ou rectum)..	11 »
Rupture dans la vessie.........................	6 »
Rupture dans l'utérus.........................	1 »
Rupture dans le vagin.........................	2 »
Perforation de la paroi abdominale............	7 »

Total 155 cas.

Notre étude a surtout en vue la rupture des kystes ovariques
dans la cavité péritonéale. Nous en séparerons nettement les cas
de rupture dans la vessie, l'utérus, le vagin, mais pour les passer seulement en revue dans un chapitre à part, distinction que
n'avaient pas faite Tilt et d'autres auteurs, et qui est cependant
importante dans une statistique bien faite. Nous rejetterons
complètement de la nôtre cinq faits de rupture de la trompe de
Fallope, que Tilt maintenait à tort dans la sienne (1).

Les *causes* de la rupture des kystes ovariques sont extrêmement variées. Elles peuvent cependant se rapporter à deux
grands groupes :

1° Rupture par traumatisme,

2° Rupture par altération des parois.

---

(1) Trompe de Fallope :
BARNES. — Rupture, 1861, II, p. 622, *Medical Times.*
SAGER. — Meissner, Maladies des femmes. Liquide mêlé avec substance
caséeuse.
MORGAGNI. — Lettres 38. Kyste stéomateux.
RUSSELL. — *Prov. med. und surg.*, 1848. Rupture d'un kyste de Fallope.
CRISP. — T. XIX, p. 189. Rupture d'un kyste de la trompe de Fallope.

I. Rupture par traumatisme.

A. L'action d'un vomitif (Pollard, Percival), les secousses que produit la toux (Hamilton), l'action de se baisser pour dénouer ses bottines (Trousseau), des efforts violents (Olésius), un accès de rire (Morgagni).

Voilà une série de violences qui sont d'ordre physiologique et qui dépendent du jeu normal des muscles. A cet ordre de causes se rattachent les *ruptures de kystes ovariques pendant la grossesse et l'accouchement.*

a. Pendant la grossesse. — Lorsque la tumeur ovarique est située dans la cavité du bassin, elle entrave le développement de l'utérus, le déplace, et devient plus tard un cas de dystocie. D'autres fois, elle se rompt; la raison s'en comprend facilement: ces deux tumeurs se gênent dans l'étroite filière du bassin et, chose remarquable, c'est toujours à cette période, lorsque l'utérus est confiné comme le kyste dans le petit bassin, que la rupture a lieu. Dans deux cas, la rupture, arrivée dans les premières semaines de la gestation (Sangalli et Schmidt), a amené la mort. Les faits de Begbie, Gibson sont plus heureux. Spencer Wells, dans un cas semblable, se crut obligé de faire l'ovariotomie pour une rupture au quatrième mois de la grossesse. La femme guérit et accoucha à terme. Spencer cite trois autres cas où la rupture amena la mort subite. Quant au fait de Casati, la rupture a eu lieu par la paroi abdominale.

Sur cinq observations deux morts.

b. Pendant le travail. — Ce même phénomène (rupture) s'est présenté dans deux observations au moment même du travail (Headland, Peddie); la terminaison a été heureuse. Scanzoni rapporte un fait d'écoulement du liquide ovarique par le rectum.

B. Le chirurgien (consulter sur le même sujet la thèse de Teinturier, 1872) peut être la cause involontaire d'un semblable accident. La simple exploration chirurgicale des organes génitaux internes a suffi pour la provoquer (Seymour, Rickards);

il y avait alors dans les parois du kyste des altérations capables
d'expliquer ces funestes résultats. De même, l'introduction dans
le col utérin d'un bâtonnet chargé d'ergotine a produit (Chrobak)
le même accident. A la suite d'une ponction, le liquide ovarique (Paetsch) peut s'écouler dans l'abdomen. Pendant la
ponction même, un mouvement brusque fait par la malade
(Dupuytren), ou bien encore l'indiscipline d'une malheureuse
femme enceinte qui arrache un tube à demeure et retourne chez
elle à pied (Barth), sont tout aussi funestes.

Rappelons ici la tentative hardie de Récamier qui proposa et
exécuta, après le plus grand succès, la section sous-cutanée
d'un kyste de l'ovaire.

C. Un coup de tête, un coup de pied (Hupier), un coup de
poing (Oppolzer), une chute de voiture, dans les escaliers, du
haut d'une échelle, une chute sur le sol, soit en marchant, soit
en courant avec une impulsion plus ou moins vive, voilà, il faut
le dire, une série de causes dont quelques-unes sont parmi
toutes les plus fréquentes (chute).

II. Altérations des parois kystiques.

Il serait difficile d'apprécier exactement la valeur réelle de
quelques-unes des causes traumatiques précédentes, si on ne
supposait pas une altération préalable des paro's kystiques, en-
flammées ou ramollies par un néoplasme quelconque. Elles se
rompent alors sous le moindre effort; ainsi s'expliquent ces
ruptures à la suite d'une simple exploration, d'un accès de fou
rire, etc.; nous sommes ainsi amené à la classe des ruptures
spontanées.

a. Un ramollissement inflammatoire de la paroi explique la
production de cet accident dans les faits suivants : Barth,
Barthscher, Crisp, Deméaux, Dance, Danville, Faye, Goyrand,
Mayne, Maunoir, Mauriac, Niemeyer, Spiegelberg, Sidey,
Simpson, Thibault, Verneuil. Dans ces divers cas, on a pu re-
connaître par l'autopsie la nature de la perforation ; dans
d'autres la lésion n'a pu être étudiée anatomiquement et n'était
caractérisée que par l'ensemble symptomatique.

Au ramollissement inflammatoire à proprement parler, il faut rapporter l'ouverture de certains kystes dermoïdes. (Herapath, Levin, Meyer, Sangalli.)

b. Après l'accouchement. — Nous avons pu trouver six observations de rupture de kystes ovariques après l'accouchement. Sur ces 6 cas, 5 morts (Faye vingt-quatre heures après ; Maunoir, douze jours après l'accouchement ; Thibaut, sept jours ; Sidey, vingt-deux jours. — *Journal des connaissances médico-chirurgicules*, 1874). Une guérison (Lamvers).

La coïncidence de la fièvre traumatique chez l'accouchée, quelquefois d'une véritable septicémie puerpérale, avec un kyste de l'ovaire qui a été déjà plus ou moins lésé par les violences du travail de l'accouchement, expliquent comment l'inflammation et la suppuration du kyste peuvent se produire dans ces circonstances. Parfois même la rupture de l'ovaire n'est qu'une complication ultime ; ainsi dans l'observation de Thibault, l'accouchement a lieu le 4 avril ; le 5, la péritonite commence ; le 11, la malade meurt. Le kyste ovarique suppuré offrait deux orifices. Il y avait du pus dans les lymphatiques jusqu'au canal de Pecquet. La septicémie puerpérale est nettement ici la cause dominante de la mort.

Lumpe rapporte l'histoire d'une nouvelle accouchée dont le kyste s'ouvrit dans le gros intestin.

c. Une autre série de faits se range à côté de ceux-ci. Ce sont ceux qui reconnaissent pour cause une altération néoplasique des parois kystiques (cancer, etc.).

Dans quelques cas la suppuration s'est associée à la néoplasie pour amener ce funeste résultat (Mauriac).

III. Symptomatologie

Dans quelques cas rares (Boyer, Tilt, etc.) la rupture des kystes de l'ovaire dans la cavité péritonéale n'est *précédée ni suivie d'aucun symptôme appréciable*, excepté les signes physiques (déformation du ventre, etc.).

Dans d'autres, la perforation a été *précédée par des phénomènes inflammatoires* plus ou moins intenses (Dancé, Briquet, etc.).

Dans ces cas, des douleurs localisées plus ou moins vives ont précédé la rupture même et au moment où celle-ci s'est produite des douleurs poignantes ont éclaté dans le bas-ventre. Les douleurs qui précèdent la rupture ont duré 4 à 5 jours (Crisp), une trentaine de jours (Rickards).

La *rupture* est ici *annoncée* par des *douleurs* d'une intensité extrême; dans d'autres occasions, par une *sensation bizarre*; il semblait que les intestins tournaient dans le ventre (Bright). Une *sensation de rupture* avertit quelques malades; en se baissant une malade de Trousseau sentit parfaitement bien se rompre son kyste. Avec cette sensation de rupture, une malade de Morgagni décrivait une *pesanteur* dans le bas-ventre; elle disait qu'un véritable poids tombait sur le côté sur lequel elle se couchait.

Au moment de la rupture se produisent aussi quelques *accidents particuliers*; tantôt une simple faiblesse (Gautier), tantôt une défaillance notable (Weiglein), tantôt enfin une véritable syncope (Farrar, Milner-Barry). Dans d'autres cas, la maladie présente des phénomènes inverses, des convulsions (Weiglein), ou des accès hystériques soudains (Spencer Wells).

La rupture effectuée, l'aspect de l'abdomen est tout à fait changé.

Les commémoratifs apprennent qu'une *tumeur* siégeant dans l'abdomen *a disparu*. A la place d'une saillie plus ou moins dure constatée depuis longtemps par la malade, on trouve maintenant que la *paroi abdominale* est *molle et dépressible*, que le ventre est uniformément tuméfié; il n'y a plus de saillie médiane, il n'y a plus de corps résistant au palper. On peut percevoir à la percussion un *son clair là où il y avait de la matité*. On peut en outre produire une véritable *ondulation du liquide renfermé maintenant dans la cavité péritonéale*.

Ces derniers signes physiques sont quelquefois difficiles à constater. Des douleurs poignantes, dont le siége est souvent peu déterminé, quelquefois à la région sus-pubienne (Trauwein), suivent le plus souvent la rupture. Une péritonite suraiguë ou subaiguë éclate généralement, et bientôt des nausées, des vomissements, une fièvre violente précédée de frissons.

intenses. Dans les cas graves, il survient une cyanose rapide, du météorisme et de la tympanite et la malade meurt rapidement.

Dans d'autres cas plus rares, les accidents de rupture se localisent pour se généraliser plus tard ; aussi la durée de la péritonite est-elle beaucoup plus longue.

A côté de ces phénomènes classiques de la péritonite aiguë ou chroniqueon observe aussi quelques phénomènes singuliers : une miction très-copieuse (Bacher, Deville, Morgagni), une salivation très-profuse (Laënnec).

La mort est la conséquence de cet accident dans la moitié des cas environ. J'ai rassemblé une statistique de 127 cas de rupture dans l'abdomen. Sur ce total il y a 63 morts.

Dans 22 observations où j'ai pu trouver une désignation de la durée des accidents, j'ai trouvé 6 *cas de mort subite* (Hamilton, Bright, obs. 16 ; Sidey, 3 cas de Spencer Wells pendant la grossesse).

Dans huit faits, *la mort a été rapide*.

Au bout de 12 heures (Mauriac).
— de 17 (Crisp).
— de 24 (Menzel, Courty, Goyrand).
— de 55 (Faye).
— de 3 jours (Rickards, Demeaux).
— de 4 jours (Trautwein, Weiglein).

Dans le reste de ces 22 faits, la durée de la péritonite n'a pas dépassé douze jours.

6 jours (Magne).
7 — (Verneuil, Thibault).
8 — (Chrobak).
9 — (Oppolzer).
12 — (Maunoir).

Comme complication bizarre et exceptionnelle dans l'histoire de ces kystes, il faut citer le pincement des anses intestinales dans l'orifice du kyste (Danville).

MORTS.

BRIGHT. — *Guy's hosp. Rep.* III. Obs. 6. 24 ans. Kyste, anasarque et ascite. Péritonite, rupture et mort. Liquide brun rougeâtre et grumeux d'un kyste multiloculaire.

BOIVIN. — *Maladies des femmes.* Liquide rouge brun.

BRIGHT. — *Guy's hospital, Rep.*, III. Obs. 16. 42 ans. Kyste depuis plusieurs années. Mort subite. Paroi mince, liquide gélatineux. Sensation bizarre; ses boyaux tournoient.

Id. — *Guy's hospital, Rep.*, III, p. 199. Obs. 18. 37 ans. Deux ruptures dans péritoine, inflammation du kyste et des parties voisines. Mort.

BRAUN. — *Œst. Zeit. f. Prakt. Heilk.*, 1861, n° 40. Mort rapide.

BARTH. — *Union médicale*, 1856, n. 125, 37 ans. Kyste depuis deux ans. Ponction : tube de caoutchouc à demeure. La malade enlève le tube et retourne à pied chez elle. Fausse couche d'un fœtus de 5 mois et mort deux jours après. Kyste ouvert à la partie supérieure.

BARTSCHER. — *Monats. f. Geb. K.*, 1855. 30 ans. Kyste en huit mois. En quelques heures mort. Opération césarienne. Sérum floconneux, paroi avec dépôt de fibrine, cholestérine.

BARNESET NICHOLSON. — *Lancet*, 1861. 42 ans. Coup de tête, rupture, mort quatorze jours après. Kyste multiloculaire. Douleurs continues et vomissements perpétuels.

COURTY. — *Traité*, 2e édition, p. 1083, note. Cystosarcôme multiloculaire. Ponction. Mort en vingt-quatre heures à la suite d'épanchement.

CRISP. — *London med. Gaz.*, II. Obs. 2. Liquide chocolat. 49 ans, jamais d'enfants. Douleurs depuis quatre à cinq jours. Liquide analogue à du pus; mort au bout de dix-sept heures.

Id. — *London Exam.*, 1850, avril; *Schmidt Jahrbücher*, t. 69, p. 189. Frissons et fièvre depuis deux jours. Péritonite subaiguë, puis mort en quelques heures. Kyste rempli de sang, puis un autre vide.

CHROBAK. — *Wien. Med. Press*, X, 14, 1869. 45 ans. Métrorrhagies; introduction dans le col d'un bâtonnet avec ergotine. Deux jours après, douleurs, péritonite, mort huit jours après. Kyste gros comme une noix, mince.

DELPECH. — *Chirurgie clinique.* Ruptures répétées.

DANCE. — *Arch. de médec.*, 1829. 19 ans. Jeune fille. Inflammation, rupture, liquide épais, bourbeux.

DANVILLE. — *London med. Gazette*, 1842. Kyste avec une foule de corpuscules granuleux, pincement des anses intestinales dans l'orifice du kyste.

DISSE. — *Geburtskunde*, 1857, p. 375, I. Première rupture dans le péritoine, 1857; deuxième rupture en 1859. Mort. Kyste depuis quinze ans, liquide opalin.

DEMEAUX. — *Soc. anat.*, 1842, tome XVII, p. 158. 40 ans. Polype utérin, toucher vaginal deux fois. Détachement spontané du polype. Péritonite; mort en trois jours. Kyste purulent.

DUPUYTREN. — *Gaz. méd.*, 1837, p. 25, note. Ponction d'un kyste ovarique, mouvement brusque de la malade. Impossible de réintroduire la canule. Écoulement du liquide dans l'abdomen; mort de péritonite.

FAYE. — *Norsk. Majosk*, XIII, t. 7, p. 665, 1859. 29 ans. Accouchement avec forceps. Vingt-quatre heures après, douleurs dans le bas-ventre; mort cinquante-six heures après l'accouchement. Kyste suppuré.

FULLER. — *Gaz. hebd.*, 1859, p. 493. 35 ans. Kyste développé en un mois. 4 ponctions, mort au bout de six mois. Rupture, intestins baignaient dans un liquide brunâtre avec masses encéphaloïdes.

GOYRAND. — *Vidal de Cassis*, IV, 580. Mort en vingt-quatre heures. Kyste suppuré.

HERAPATH. — *Edinburgh Med. Journ.*, 1849. Substance stéomateuse avec cheveux ; mort onze semaines après.

HARDY DE HULL. — *Lancet*, 1845. Cheveux et substance coagulée.

HAMILTON. — Voyez ses œuvres. Toux et mort immédiate.

LEVIN. — *Geburtsk*, 1853, II, 154. *Hygiea*, vol. 13. 1847. Kyste de l'ovaire. 49 ans ; rupture, péritonite légère. Guérison. — 1851. Mort après une dernière ponction. Kyste dermoïde.

MENZEL. — *Gaz. méd.*, 1873, p. 487 (*il Morgagni*). Première ponction, issue du liquide gélatineux dans l'abdomen. Au bout d'un mois. Deuxième ponction. Mort le lendemain. Autopsie. Péritonite chronique.

CARLO MAZZONI. — *Communiqué à Titt.* Liquide séreux, mort quatre mois après avec péritonite chronique et abcès ouvert dans le côlon.

MAURIAC. — 1853. 58 ans. Kyste cancéreux avec pus floconneux, péritonite ; mort douze heures après.

MAUNOIR. — *Mém. de chir. étrang.*, 1. Genève. Accouchement sept jours après, érisipèle de l'abdomen ; mort douze jours après l'accouchement. Autopsie. Kyste purulent ouvert dans les parois de l'abdomen. Cette femme avait été ponctionnée sept fois par Maunoir.

MEYER. — *Deutsche Klinik*, 1860. Air dans le kyste, diarrhée, marasme ; mort. Poils, cheveux et pus.

MAYNE. — *Dublin hosp. Gazette*, 1857, p. 53. 54 ans, pas d'enfants. Kyste depuis vingt ans, rupture. Péritonite ; mort le sixième jour. Kyste de l'ovaire gros comme le poing avec enveloppe calcifiée, se rompit en un point où l'enveloppe calcifiée était faible dans le péritoine. La matière athéromateuse, amassée depuis vingt ans dans le kyste, amena une péritonite. Fluide jaune vert, consistance caséeuse comme la matière scrofuleuse, aiguilles de calcification, pas de dents ni de cheveux.

NIEMEYER. — *Traité de pathologie*, 2e édition. Mort à la quatrième ponction. Liquide épais, véritable bouillie, riche en cholestérine.

OPPOLZER, — *Wien. Med. Presse*, 1869. — Kyste à parois minces, volume d'une noix, perforation de la grosseur d'un grain d'orge. Péritonite généralisée ; mort au bout de neuf jours.

POLLARD. — *Lancet*, 1848. Hémorrhagie très-faible à la suite de vomitifs.

RICKARDS. — *Lancet*, II, 26, 203, 1867. 54 ans. Kyste cancéreux médullaire ; exploration légère le 7 novembre. Douleurs, puis le 19 vives douleurs et mort. Sang, flocons jaunes, masses fongoïdes.

SEYMOUR. — *On diseases of ovaries.* 2 cas dont un déterminé par l'exploration chirurgicale.

CARLO SECCHI. — Rupture de kyste multiloculaire.

Id. — *In Omodei Annali univ. di medicina*, LXIII. Kyste avec gelée.

SANSON. — *Phys. trans.*, 140. Kyste hydatique.

SIMPSON. — *Carmach's Journ.*, VI. Ulcérations profondes des parois du kyste à la face interne.

SPIEGELBERG. — *Arch. für Gynækologie*, 1870. 1o 42 ans, veuve, 6 enfants Kyste depuis trois ans, 3 ponctions, la dernière 2,400 c. cubes retirés de la rupture, par albumine, cellules colloïdes, cholestérine. Ovariotomie, mort. Kystome papillaire avec rupture ; 2o 39 ans, 1 enfant,

Nepveu.

2 ponctions sans résultat; mort. Liquide glaireux, 30 perforations au
kystome glandulaire. Péritonite chronique; 3° 27 ans, tumeur date d'un
an et demi. Péritonite locale qui tend à se généraliser. Mort. Liquide
purulent et caillots sanguins.

SCHMIDT. — *Monatsch f. Geburtsk*, 1860. Kyste dans les premiers mois de la
gestation. Mort.

SIDEY. — *Monthly Journal*, 1854, may 462. 36 ans, 5 enfants. Accouchement le
29 décembre. Le 10 janvier surviennent des douleurs, de la faiblesse
une hémorrhagie, puis une péritonite. Vomissements, tympanite, dys-
pnée. Mort le 21, 2 ouvertures sur le kyste multiloculaire.

Id. — 36 ans. Kyste depuis 1840. Augmentation rapide, ponctions. A la deuxième,
frissons, douleurs, vomissements, tension de l'abdomen, rupture de l'ouverture de la ponction, écoulement de pus en dehors. Pendant trois
mois, mêmes symptômes se présentant par intervalles, puis mort subite.
Rupture dans le péritoine.

SANGALLI. — *Annal. univ. di medic.* Luglio, 1859. Kyste dermoïde dans les
premiers mois de la gestation. Mort.

TAVIGNOT. — Journal *l'Expérience*, obs. de Tavignot, service de Blandin.
2 morts.

TRAUTWEIN. — *W. Wochsch*, 36, 1847. Jeune fille. Fièvre au bout de six
jours. Douleurs pubiennes, vomissements, péritonite. Mort en quatre
jours. Kyste hydatique de l'ovaire.

THIBAUT. — *Soc. anat.*, 1842, t. XVII, p. 158. 24 ans. Accouchement le
4 avril. Nausées, vomissements, péritonite. Mort le 11. Liquide séro-
purulent dans l'abdomen. Kyste ovarique, 2 ouvertures. Pus dans les
lymphatiques jusqu'au canal de Pecquet.

G. THOMAS. — *Diseases of women*, 1872, p. 666. 2 cas de rupture. Mort par
péritonite.

VERNEUIL. — *Soc. anat.*, 1869. Coïncidence d'un polype avec un kyste de
l'ovaire. Péritonite; mort en sept jours.

Id. — *Soc. anat.*, 1875, présenté par M. Mortinet, interne des hôpitaux. Kyste
purulent, 3 ponctions, injection iodée. Rupture trois semaines après
avec douleurs atroces, cyanose, etc.

WEPFER. — *Morgagni Epist.*, 38. Contenu non mentionné.

WEIGLEIN. — *Journ. des conn. méd.-chir.*, 1834-35, II, 92. 32 ans, 2 enfants.
Kyste de l'ovaire. Saisie brusquement de douleurs poignantes dans le
bas-ventre. Défaillances, convulsions. Plus de tumeur. Ventre uniformément gonflé. Péritonite déclarée. Mort quatre jours après. Liquide
trouble; kyste multiloculaire.

SPENCER WELLS. — *Medic. Times*, 1870. 3 cas de ruptures de kystes avec
grossesse. Mort subite.

Id. — *Medic. Times*, 1861, mars, II, p. 246. 53 ans. Kyste et ascite, ponction
de l'ascite; on retire 8 pintes. La seconde nuit, accès hystériques soudains. L'abdomen est aussi volumineux qu'avant; légère péritonite.
Mort cinq jours après la ponction, sérum trouble, péritonite étendue,
peu de sang; petit-bassin rempli de matière gélatineuse.

Id. — *Ephémérides des curieux de la nature*, déc. 11, an. I, obs. 183. 26 ans.
Rupture de l'ovaire, sérosité.

Id. — *Soc. anat.*, 1854, p. 152. Kyste multiloculaire renfermant une matière
glaireuse, rompue à sa partie postérieure dans le péritoine.

Une *guérison* plus ou moins nette s'observe dans la moitié des
autres cas de notre statistique (64 cas).

La guérison fut incomplète dans 21 faits, et suivie ou non de
péritonite, mais toujours de réapparitions du kyste.

Les kystes ainsi reparus se rompirent même une deuxième
fois (Moriceau, Delpech, Bluff, Wolley, Lane, Trousseau, Lasègue, voir notre deuxième tableau) et une troisième fois (Camus).

2 malades moururent de péritonite à la seconde rupture (Lasègue, Bluff).

La guérison a été définitive et complète dans 43 cas.

La guérison n'a été enregistrée comme telle qu'après une
longue observation. Elle n'a été complète qu'après plusieurs
ruptures répétées (Sidey, Locock, Hey, Bonfils). Elle a été
prouvée par l'autopsie pratiquée pour des maladies intercurren-
tes dans quelques cas (Locock, Blundell, Spalding, Sidey,
etc.). Dans d'autres, on a pu sentir à travers la paroi abdominale, au bout de quelques années, le moignon ratatiné du kyste
(Milner Barry, Farrar).

La plupart des malades ne sont arrivées à la guérison qu'à
travers des accidents plus ou moins graves, de la péritonite.
C'est la majorité des cas. Ce fait est très-important à noter au
point de vue de certaines tentatives thérapeutiques que nous
aurons à juger plus loin.

GUÉRISONS.

ADDISON. — *Gaz. méd.*, 1837, 25. 44 ans, 1 seul enfant. Kyste depuis cinq ans.
Chute sur le sol. Péritonite, durée quinze jours. Guérison complète.

BACHER. — *Revue médic.*, 1844, art. de Camus. Chute violente. Rupture.
Urines copieuses; fièvre légère.

BEAUMONT DE GRAVESEND. — Cas donné au D' Bright, *Guy's hosp.*, *Rep.*,
vol. III.

BENNET. — Non publiée.

BLUNDELL. — *Lect. on Midwifery*, 1832. Guérison prouvée par autopsie.
Chute de voiture.

MILNER-BARRY. — *Med. Times*, 1861, july 11, p. 31. 32 ans, mariée, 5 enfants.
Chute sur le sol. Syncope, malade quelques jours; vue trois ans après
parfaitement guérie. Légère intumescence de l'ovaire droit.

BONFILS. — *Rapport de Bérard à l'Acad.*, 1843. Guérie définitivement après plusieurs ruptures.

BROWN. — Non publié. Quelques péritonites ; cure radicale prouvée par l'autopsie dix ans après l'attaque.

DOBIGNY. — *Mém. de la Soc. de méd. prat.* Cas de guérison après miction considérable.

DEVILLE. — Camus. *Conn. chir.*, 1844. Kyste depuis seize ans, 2 ponctions. Chute sur l'escalier. Rupture ; urines copieuses ; 45 ponctions.

FRORIEPS. — *Notabilia Weimann.* 1836. Chûte dans les escaliers ; péritonite.

FARRAR. — *Brit. méd. Journal*, 23 octobre 1858, ou *Gaz. hebd.*, 1859, 63. 36 ans. Depuis dix ans kyste de l'ovaire. Chute sur l'abdomen. Syncope, frissons répétés, fièvre, douleurs. Amaigrissement, œdème des extrémités. Guérison un mois après. Dureté au niveau du pédicule treize mois après.

GAUTIER. — *Union médicale*, 566. 29 ans. Chute, rupture, syncope. Pas de douleur. Guérison.

GIBSON. — *Monthly Journal*, 1874. Rupture pendant la grossesse. Guérison.

HEY. — *Clay's Obstetric Journ.* Ruptures répétées.

HEADLAND. — *Lancet*, 1844. Rupture durant le travail.

HUPIER. — V. Boinet. Coup de pied. Guérison.

KISSAM. *New Engl. Journal*, 1816. Ponction six semaines après la rupture, perdit une grande quantité de sérum sanguinolent.

LANE. — Non publié.

LAENNEC. — *Revue méd.*, IV, 1828. Salivation profuse.

LAUWERS. — *Gaz. hebd.*, 1857, p. 38. Accouchement. Kyste concomitant de l'ovaire pris pour un second enfant. Ascite, rupture et guérison après vomissements. Douleurs très-étendues et cyanose.

LEBERT. — *Phys. pathol.*, II, 71. Péritonite.

LEMBERT. — *Gaz. méd.*, 1858, p. 819. Kyste depuis vingt ans. Chute d'une échelle. Accidents graves. Huit jours après, guérison complète.

LOCOCK. — *London med. Gaz.*, 1847. Ruptures répétées. Liquide verdâtre comme de la purée de lentille tiré par ponction. Autopsie.

LOWNDES. — *Mém. de la Soc. de médecine de Londres*, III. Riding in an open chair, she was thrown out by accident. Guérison.

MARCHAND. — *Union*, 1856, 131. Accouchement heureux. Deux mois après, chute et rupture d'un kyste. Ponction par Boinet ; retire 5 à 6 litres de liquide rougeâtre. Guérison.

MARONI CAR (de Florence). — Non publié.

OLESIUS. — *De hydrape ovarium.* Effort.

OPPOLZER. — *Communic. orale.* Kyste guéri par coup de poing.

PAETSCH. — *Berlin*, 1835. Effusion à la suite de paracentèse.

PEDDIE. — *Medic. Times*, 1840. Rupture durant le travail.

PERCIVAL. — *Medical Essays*, I. Rupture causée par l'émétique.

V. PLATZER. — *Spitals Zeitung.* Tumeur arrondie, fluctuante, probablement développée dans l'ovaire gauche, gênant les fonctions de la vessie et du rectum. Accidents de rupture. Péritonite légère. Guérison.

PUECH. — *Communication de M. Puech.* En 1866, femme de 32 ans, mère de 8 enfants. Avait un kyste de l'ovaire droit du volume de la tête d'un adulte. Chute, disparition de la tumeur après une péritonite très-grave. Guérison complète.

RÉCAMIER. — Non publié.

REIGUIER. Id.

SPALDING. — *New Engl. Journal*, 1816. — Mort quelques années après de cancer utérin.

STEINTHAL. — *Monatschrift Geb. K.*, 1859. Rupture. Ponction par Herzberg, Liquide clair.

SIDEY. — *Monthly Journ.*, 1874. Kyste depuis 1848. Ruptures répétées. Guérison. Mort d'affection différente.

TILT. — Non publié. Chute dans des escaliers, pas de péritonite.

TROUSSEAU. — *Gaz. méd.*, 1856, 671. Dame en 1857. Se baisse pour nouer le cordon de sa bottine, sentit quelque chose se rompre ; péritonite. Guérison.

WHITE. — *Buffalo med. Journ.*, 1845. Rupture par chute.

SP. WELLS. — *Med. Times*, 1870. Rupture avec grossesse au quatrième mois. Péritonite, ovariotomie. Guérison. Accouchement normal.

AMÉLIORATIONS

ADDISON. — *Guy's hosp. Rep.*, III. Péritonite. Guérison pour cinq ans. Kyste malin.

BOYER. — VIII, 432, Pas de péritonite. Kyste guéri pour trois ans et demi.

BRIGHT. — *Guy's hosp. Rep.*, III, obs. 20. Réapparition. Mort deux ans après d'épuisement.

BEGBIE. — *Lancet*, 1849, Rupture durant la grossesse.

BLUFF. — Journal l'*Expérience*, I, Cazeaux, thèse d'ag., 1844. 52 ans. 18 ans de mariage, 1 enfant. Première rupture ; deuxième, mort.

CAMUS. — *Rev. méd.*, 1834. 45 ans. 3 ruptures. Chaque fois des accidents graves. Finit par guérir.

ASTHLEY COOPER. — *Surgical Works*. Reproduit après sept années.

DELPECH. — *Chirurgie clinique*. Ruptures répétées.

DUNCAN. — Non publié.

EAGER. — *Lancet*, 1849. Ruptures durant la grossesse.

GAITSKILL. — *Blundell's lectures on midwifery*. Chute.

LANE. — Non publié.

LASÈGUE. — *Gaz. méd*, 1856, p. 671. 54 ans. 4 ponctions, rupture ; deux ans après réapparition du kyste. Nouvelle rupture, mort quelques jours après.

MORGAGNI. — Lettres 38, 39. Rupture par violent accès de rire. Miction très-forte. Le kyste était rempli la nuit suivante.

MOIR. — Non publié.

MORICEAU. — *Traité d'accouchements*, II. 2 ruptures. Guérison. Obs. 249.

RÉCAMIER. — Cas donné par l'auteur. Liquide écoulé par section sous-cutanée.

NATHAN SMITH. — *London medical Phys. Journal*, 1822.

SIMPSON. — 56 ans. 44 ponctions pratiquées. Chute, rupture du kyste. Péritonite consécutive, reproduction du kyste.

TROUSSEAU. — *Gaz. méd.*, 1856 ; idem, 671. Anglaise de 26 ans. 3 ponctions en six mois. En se baissant, rupture. Péritonite ; amélioration, réapparition du kyste. Deuxième rupture, péritonite, amélioration.

WOLLEY. — Voir Tilt.

IV. ANATOMIE PATHOLOGIQUE.

De nombreuses considérations se rapportent à ce chapitre, mais ici, comme sur d'autres points, nous ne pourrons répondre qu'avec la plus grande réserve, faute de données suffisantes.

La variété anatomique de ces kystes n'a pas été l'objet de beaucoup d'attention. Sur le nombre total des cas d'autopsie, on ne la trouve mentionnée qu'un petit nombre de fois. Six kystes multiloculaires, quatre simples, quatre cancéreux, deux hydatiques, cinq dermoïdes. Un kystome papillaire, kystome glandulaire (Spiegelberg).

En somme, toutes les variétés de kystes peuvent être l'objet de ruptures traumatiques, mais peut-être il y en a-t-il certaines qui soient plus exposées aux ruptures spontanées. La perforation ou rupture est le plus souvent unique, parfois multiple (Spiegelberg, 30 perforations avec péritonite chronique, Bright, 2, Sidey, deux ouvertures).

Ces kystes sont tantôt rompus dans leur poche postérieure (Soc. anat. 1854), tantôt à la partie supérieure (Barth). Le point de rupture n'est pas toujours nettement désigné.

Les lésions du péritoine, trouvées à l'autopsie, sont celles de la péritonite aiguë dans la grande majorité des cas, chroniques dans quelques-uns (Herapath, E. Marroni, etc.).

Toutes ces données anatomiques sont bien pauvres et ne sortent guère du domaine des généralités.

V.

Au point de vue de la physiologie pathologique, et de la *p athogénie des accidents* qui suivent la rupture des kystes ovariques, quelques points d'une grande importance attirent l'attention.

Les liquides épanchés dans le péritoine sont très-variables.

Ont-ils tous la même action ? Tous les auteurs qui ont écrit sur le sujet se sont fait la même question. Camus, Crisp, Tilt parlent des qualités irritantes « acridity » du contenu des kystes ovariques. West, Scanzoni, Simpson font remarquer que les différences dans la qualité du liquide doivent expliquer les différences d'action. En tout cas, dit West, ce te hypothèse, probable certainement, n'est pas prouvée et est bien insuffisante pour devenir la base d'un traitement (Diseases of women). Mais aucun auteur n'a essayé de faire ressortir le fait par l'étude de la statistique des cas où la nature du liquide a été mentionnée. Dans 49 cas seulement, la nature du liquide a été désignée. Sur ce nombre total il y a eu 4 guérisons, et toutes pour des épanchements de sérosité dans la cavité péritonéale.

Pus. — Dans 19 observations, le contenu du kyste était du pus, soit liquide, pus complètement pur, pus séreux, soit caséeux stéatomateux, disent les autres.

1º *Pus mêlé au sérum* (les chiffres qui suivent le nom d'auteur indiquent la date de la mort après la rupture). Danville, Barth (mort en 2 jours), Faye (en 56 heures), Verneuil (7 jours), Simpson, Goyrand (24 heures), Rickards (2 jours), Crisp (17 heures), Demeaux (3 jours), Maunoir, Thibaut, Mauriac (12 heures), Weiglein (4 jours), Sidey (mort subite), Spiegelberg, *Journal des conn. médico-chirurg.* 1844.

2º *Pus caséeux*. Dance, Niemeyer. — La mort a lieu très-rapidement comme l'on voit ; une fois le pus parvenu dans le péritoine, elle suit de près la perforation, et en moyenne en vingt-quatre heures tout est terminé. Dans quelques cas, la scène est un peu plus longue ; cela tient à ce que des phénomènes de péritonite localisée ont précédé l'extension du pus et de la péritonite.

Sérosité. — Il est intéressant de mettre en regard des faits de rupture des kystes purulents, ceux des kystes séreux.

Dans sept faits seulement, on trouve une indication se rapportant à cette catégorie.

Locock (guérison), liquide verdâtre, comme une purée de lentilles.

Cavaliere Maroni (amélioration momentanée).

Steinthal (guérison); Marchand (guérison).

Ephémérides des curieux de la nature, mort; Spiegelberg, mort; Kissam, guérison.

Le fluide dans les observations de Locock, Marchand, Kissam, était mélangé un peu de sang : dans les trois cas il y eut guérison.

Sur les faits d'épanchement de sang, il y a eu quatre morts (Pollard, Crisp, Boivin, Bright). Le sang dans quelques-uns de ces cas avait subi quelques altérations : il était de couleur chocolat (Crisp), rouge brun (Boivin), brun rougeâtre (Bright).

Cancer. — Il y a tout lieu de supposer que le liquide de ces kysto-carcinomes ovariques est bien différent du liquide des séro-kystes. Dans certains cas, du reste, le liquide qui en dérive est un mélange de sang et de masses fongoïdes.

Sur 4 cas, 4 morts (Rickards, Fuller, Courty, Mauriac).

Kystes à liquide gélatineux. — Le liquide de ces kystes est très-funeste, c'est du reste une vieille remarque qu'ont faite depuis longtemps les ovariotomistes, 7 cas, 7 morts (Carlo Secchi, Bright, Soc. anatomique ; Niemeyer, Menze, Spencer Wells, 1861, Spiegelberg.

Dans toutes ces observations, la mort a été prompte; dans une (Bright), mort subite.

Kystes hydatiques. Le liquide des kystes hydatiques est extrêmement nuisible. 2 cas, 2 morts (Sanson, Trautwein).

Kystes dermoïdes. — Le contenu de ces kystes est tout particulier : c'est un mélange de corps étrangers (cheveux, dents mêlés avec du pus).

Sur 6 observations, 6 morts (Herapath, Hardy de Hull, Sangalli, Schmidt, Meyer, Levin).

En résumé, la rupture des kystes renfermant des liquides purulents, du sang un peu vieilli, des liquides gélatineux, des corps étrangers (kystes dermoïdes), a été chaque fois suivie d'accidents funestes. Les kystes séreux seuls ont une innocuité relative.

J'ai tenté autrefois (1870) quelques expériences sur le liquide ovarique. Des injections sous-cutanées d'un liquide séreux sans globules de pus, sans cholestérine, m'ont permis de démontrer (voir *Gaz. hebdomadaire*, 1870, Cliniques de M. Verneuil) que l'injection de ce liquide pouvait produire une élévation notable de la température et des accidents inflammatoires locaux. A l'étude physiologique du liquide il faudrait joindre l'étude chimique et microscopique, s'assurer par le microscope si le liquide ne contient pas d'éléments purulents ou en dégénérescence graisseuse.

VI.

Le *pronostic* des phénomènes qui suivent la rupture des kystes ovariques est grave : sur 127 cas, 63 morts, 64 guérisons. Ce n'est qu'après des accidents de péritonite, quelquefois très-graves, que la guérison a eu lieu; et, sur ces 64 cas, il n'y a eu que 43 cas de guérison tout à fait complète. On doit comprendre maintenant que le pronostic dépende beaucoup de la nature du liquide, et dans un cas semblable des renseignements par des ponctions antérieurs ou une ponction de l'abdomen après l'accident seront extrêmement utiles. Une des suites les plus importantes de la rupture des kystes ovariques est la production d'une ascite (Morgagni, Bassius, Gutermann, Schacker).

VII.

Le *traitement* de cette complication si grave des kystes de l'ovaire est loin d'être nettement défini. Nous ne trouvons ici que quelques idées que nous allons simplement passer en revue. Blundel, Good Rigby, P. Crampton et Bright, recommandaient la *ponction immédiate* de l'abdomen. Boinet en 1856 (voir obs. de Marchand), Steinthal en 1859, la firent les premiers. Dans les deux cas la guérison fut complète. Le liquide ainsi tiré était de la sérosité rougeâtre dans le premier fait, de la sérosité simple dans le second. Telle serait la conduite qu'il faudrait suivre, pensons-nous, dans la majorité des cas.

L'*ovariotomie* a été faite, autant que nous sachions, deux fois pour cet accident (Spencer Wells et Spiegelberg 1870). La malade de Spencer était alors enceinte au quatrième mois ; elle guérit de l'opération et accoucha à terme d'un enfant bien portant. La malade de Spiegelberg mourut rapidement : le liquide ovarique versé dans l'abdomen contenait beaucoup de paralbumine, des cellules colloïdes en grande quantité, et de la cholestérine. La tumeur était un kystome papillaire. L'ovariotomie, après que la ponction aura démontré la nature malfaisante du liquide épanché dans l'abdomen, ne doit pas être rejetée. Si elle reste pour le chirurgien, dans de semblables circonstances, une opération trés-chanceuse, il faut se souvenir que c'est pour le malade une dernière espérance.

L'*expectation* est certainement permise si une ponction préalable (ponction capillaire) démontre que le liquide n'est pas très-malfaisant.

Quelques auteurs ont proposé, pour la guérison des kystes de l'ovaire, la rupture traumatique de ces kystes, ou mieux une opération réglée, l'incision sous-cutanée.

Récamier, le premier, proposa et exécuta cette dernière opération : elle eut un plein succès. A. Guérin, après Bonfils, de Nancy, reprit la même proposition (*Gazette médicale*, 1868).

L'étude que nous venons de faire ne nous permet pas d'accepter cette opération sans avoir posé la condition formelle de la connaissance exacte de la nature du liquide.

Une ponction préalable, en effet, peut apprendre que le liquide est purulent ou gélatineux, ou rempli de cellules en dégénérescence graisseuse. L'examen préliminaire des caractères physiques, chimiques et microscopiques des liquides ovariques est donc absolument nécessaire.

Rappelons-nous encore que les liquides séreux ne sont pas toujours innocents. Ils sont moins phlogistiques et toxiques que d'autres ; mais leur épanchement a parfois amené la mort (voir plus haut *Éphém. des curieux de la nature*, et Spiegelberg). Du reste, la plupart des guérisons ont été précédées de péritonites plus ou moins graves. Enfin, il ne faudrait pas croire que le kyste ne récidive pas (voir tableau).

Quant à l'incision sous-cutanée, il serait un peu difficile de préconiser en France cette méthode pour le péritoine ; quand on la pratique déjà avec une certaine répugnance pour extraire des corps étrangers de grandes synoviales articulaires.

VIII. Appendice.

A la suite de cet article, nous croyons devoir placer une liste de tous les cas que nous avons pu rencontrer qui n'appartiennent pas au sujet que nous avons en vue spécialement, la rupture des kystes ovariques en dehors du péritoine.

Ces faits sont au nombre de **27**, dont 7 pour la perforation de la paroi abdominale, 6 pour rupture dans la vessie, 2 ruptures dans le vagin, 1 rupture dans l'utérus.

Il est difficile de faire sur des faits aussi étrangers l'un à l'autre une étude générale ; aussi nous contentons-nous de les mentionner.

I. Ruptures dans l'intéstin.

BROWN. — V. *Tilt. Non publié.* Péritonite. Passage du pus dans l'intestin. Guérison.

BRIGHT. — *Guy's hospital Rep.*,III, 1re série, Parmentier,158 ; *Gaz. méd.*, 1868. Obs. 13. Perforation fistuleuse ; gros intestin devint cause de mort.

CRUVEILHIER. — *Gaz. méd.*, 1868, 158 ; *Soc. anat.*, 1833, 29. Kyste ovarique droit, communiquant avec intestin grêle par un trajet fistuleux d'un pouce. Kyste rempli de matières élémentaires.

COCKLE. — *Lancet*, 1861, II, 401. 50 ans. Deux ou trois attaques de vomissements opiniâtres. Ponction de l'ovaire ; quelques jours après, rupture dans le rectum. Mort peu après.

HABERSHON. — *Lancet*, 1861, II, 401. Kyste qui communiquait avec le cæcum.

LEE. — *Lancet*, Kyste suppuré ouvert dans le rectum.

LUMPE. — *Canstatt*, 1858, H. 10. Kyste d'une nouvelle accouchée ouvert dans le gros intestin.

MURCHISON. — *Mon. f. Geb. K.*, 1832, 398.

NÉLATON. — *Soc. anat.*, 1856. Kyste suppuré ouvert dans le rectum.

SCANZONI. — P. 287 t. II. 1º Plusieurs ruptures d'un kyste de l'ovaire avec écoulement par le rectum ; 2º Ecoulement du liquide par le rectum pendant l'accouchement. 1853.

Le plus souvent, les kystes de l'ovaire se rompent dans le gros intestin. Notre liste nous offre 4 cas de rupture dans le rectum (Cockle, Lee, Nélaton, Scanzoni), trois dans le gros intestin (Bright, Habershon, Lumpe), un dans l'intestin grêle (Cruveilhier).

II. Ruptures dans la vessie.

BENNET. — *Schmidt's Jahrb.*, 4, XV, 218. V. *Monthly Journal*, 1849.

BLICH. — 1871, 294. Polype fibreux dermoïde de la vessie dont l'origine est un kyste dermoïde de l'ovaire. Sortie de cheveux ; mort quatre ans après guérison.

HOLZBECK. — *Sch. Jahrb.*, V, 120, 1858. Guérison.

HARDING. — *Lancet*, 1861, p. 401. Ecoulement par la vessie Guérison incomplète.

LARREY. — *Gaz. méd.*, 755. Kyste ouvert dans la vessie et de là à la paroi abdominale antérieure.

ULRICH. — *Geburtsk*, 1859, 166. Rupture dans la vessie.

III. Rupture dans l'utérus et le vagin.

Schmidt's Jahr., 1869, 173. Rupture dans l'utérus.

Gaz. hebdom., 1862, p. 724. Rupture dans le vagin, par la trompe probablement.

SALTER. — *Lancet*, 1861, II, 401. Rupture dans le vagin. Guérison complète.

IV. Perforation de la paroi abdominale.

XXX. — *Soc. de méd. du Poitou*, B. 16, p. 148. — Kyste de l'ovaire gauche. Péritonite successive. Perforation abdominale. Guérison.

BARNES. — *Medical Times*, 1861, II, p. 608. Tumeur abdominale avec deux fistules. Cheveux. Elargissement de la fistule. Ablation de cheveux. Guérison.

CASATI. — *Raccoglitore medico*, 1861, *Gaz. méd.* Développement rapide à la suite d'une chute. Suppuration et ouverture spontanée. Au dehors, cicatrisation complète au bout d'une quinzaine. Accouchement heureux à terme six semaines plus tard.

HEINRICH. — *Z. frat. Med.*, V. 1846, p. 59. Mariée à 17 ans, 11 enfants. Kyste après la naissance du dernier. Ouverture sur la paroi abdominale. Fistule. Sortie de cheveux. Guérison.

JARJAVAY. — *Soc. anat.*, 1852. Kyste dermoïde ouvert à la partie inférieure de l'abdomen à 3 centimètres du pubis.

LEARED. — *Lancet*, 1861, II, 401. Kyste ouvert au dehors. Mort.

SIEBOLD. — *Z. frat. Med.*, 1846, V, p. 59. 36 ans. Fistule 2 pouces au-dessus de l'ombilic. Cheveux, dents, peut-être grossesse ovarique.

Total : six guérisons et une mort.

Paris. — Typ. A. PARENT, rue Monsieur-le-Prince, 29 et 31.